Docteur Louis MOURIER

CONTRIBUTION A L'ÉTUDE

DE

LA MYÉLITE TRANSVERSE

SPÉCIFIQUE

MONTPELLIER
IMPRIMERIE CENTRALE DU MIDI
(HAMELIN FRÈRES)
—
1896

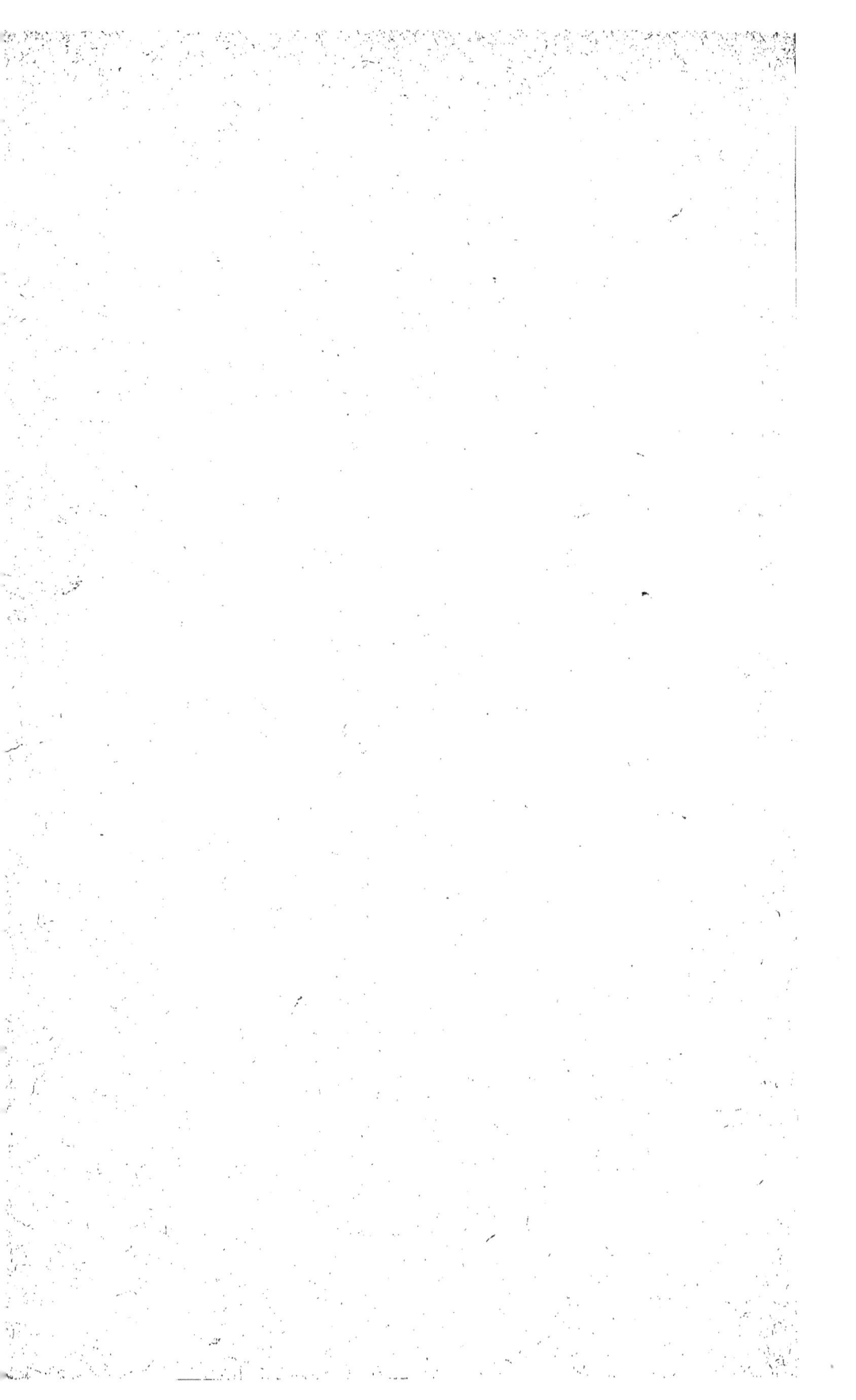

CONTRIBUTION A L'ÉTUDE

DE

LA MYÉLITE TRANSVERSE

SPÉCIFIQUE

PAR

Le Docteur Louis MOURIER

Ancien aide-préparateur de physiologie (Concours 1892)
Ancien préparateur de physiologie.

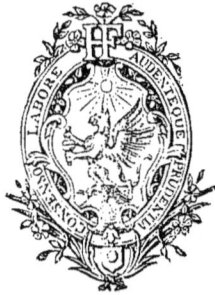

MONTPELLIER
IMPRIMERIE CENTRALE DU MIDI
(HAMELIN FRÈRES)
—
1896

PERSONNEL DE LA FACULTÉ

MM. MAIRET............... Doyen
CARRIEU............... Assesseur

PROFESSEURS

Hygiène..................................... MM. BERTIN-SANS.
Clinique médicale............................. GRASSET (✽).
Clinique chirurgicale.......................... TEDENAT.
Clinique obstétricale et gynécologie .... GRYNFELTT.
Thérapeutique et matière médicale.............. HAMELIN (✽).
Clinique médicale............................. CARRIEU.
Clinique des maladies mentales et nerveuses....... MAIRET.
Physique médicale............................. IMBERT.
Botanique et histoire naturelle médicale .... GRANEL.
Clinique chirurgicale.......................... FORGUE.
Clinique ophtalmologique....................... TRUC.
Chimie médicale et pharmacie.................. VILLE.
Physiologie................................... HEDON.
Histologie............................ .... VIALLETON.
Pathologie interne............................ DUCAMP.
Médecine légale et toxicologie .... N...
       Id.   Sarda (Ch. du c.)
Anatomie pathologique........................ N...
       Id.   Bosc (Ch. du c.)
Anatomie .... N...
       Id.   Gilis (Ch. du c.)
Opérations et appareils....................... N...
Microbiologie................................ N...

Professeurs honoraires : MM. JAUMES, DUBRUEIL, PAULET.

CHARGÉS DE COURS COMPLÉMENTAIRES

Clinique annexe des maladies des enfants. MM. N...
Accouchements .... PUECH, agrégé.
Clinique ann. des mal. syphil. et cutanées.. BROUSSE, agrégé.
Clinique annexe des maladies des vieillards. N...
Pathologie externe.................... ESTOR, agrégé.

AGRÉGÉS EN EXERCICE :

MM. GILIS	MM. RAUZIER	MM. PUECH
BROUSSE	LAPEYRE	VALLOIS
SARDA	MOITESSIER	MOURET
ESTOR	BOSC	DELEZENNE
LECERCLE	de ROUVILLE	GALAVIELLE

MM. H. GOT, *secrétaire.*
F.-J. BLAISE, *secrétaire honoraire.*

**EXAMINATEURS
DE LA THÈSE :**
MM. CARRIEU, *président.*
SARDA.
BROUSSE.
RAUZIER.

A LA MÉMOIRE DE MON GRAND-PÈRE

A LA MÉMOIRE DE MON PÈRE VÉNÉRÉ

Regrets éternels !

A MA MÈRE

A MON FRÈRE ET A MA BELLE-SŒUR

L. MOURIER.

A MES PARENTS

A MES AMIS

L. MOURIER.

INTRODUCTION

——

« La syphilis, a dit Lancereaux, est un type normal que l'on ne peut trop étudier. Pour le clinicien, elle est le point de départ d'affections variées dont la connaissance est une source d'indications diagnostiques et pronostiques de la plus grande importance ; pour le pathologiste, elle est un modèle qui lui permet de mieux comprendre les autres maladies. » Parmi les lésions viscérales de cette diathèse, les altérations nerveuses sont de beaucoup les plus nombreuses. Dans une statistique de M. Fournier, basée sur 3,429 cas, les centres nerveux ont été intéressés 631 fois. Pour M. Mauriac, la moitié environ des syphilis graves présentent des déterminations cérébrales et médullaires. L'étude de la syphilis de la moelle est donc une question importante, au double point de vue de la clinique et de l'anatomie pathologique ; aussi avons-nous accepté avec empressement le conseil de M. le professeur Carrieu, lorsque notre excellent Maître nous a proposé l'étude des myélites spécifiques transverses comme sujet de notre travail inaugural.

Certes, nous n'avons pas la prétention de faire œuvre originale, de jeter un jour nouveau sur l'étude si complexe de la syphilis médullaire ; nous n'avons ni assez de temps, ni surtout assez de science. La question a, d'ailleurs, été traitée à

fond ces derniers temps, par Pierre Marie, Sottas, en France ;
par Erb, en Allemagne ; nous voulons simplement montrer,
au moyen de quelques cas nouveaux, que la myélite transverse de Charcot, ou paralysie spinale spasmodique de Erb,
est une forme bien déterminée de la syphilis médullaire,
qu'elle doit être considérée comme une entité clinique spé-
ciale et qu'elle doit avoir une place dans la nosologie au
même titre que le tabes et les autres affections spécifiques des
centres nerveux.

Nous insisterons sur le type clinique à début insidieux, assez
rapproché du chancre, présentant surtout de la raideur spasmodique et pouvant être amélioré par le traitement spécifique.

Les divisions de notre travail sont toutes simples : Après
un court historique, nous passons en revue les divers facteurs
étiologiques de la maladie, pour étudier ensuite spécialement
sa symptomatologie et son anatomie pathologique. Nous ré-
servons les derniers chapitres aux observations, à la marche
et au traitement de la myélite spécifique transverse.

Mais, avant d'entrer dans notre sujet, nous nous faisons un
devoir de rappeler toutes les dettes de reconnaissance que
nous avons contractées envers nos Maîtres et nos amis.
M. le professeur Carrieu nous a toujours témoigné pendant
le cours de nos études médicales une bienveillance et une
sollicitude dont nous sentons tout le prix. Qu'il nous soit
permis d'inscrire son nom en tête de ce modeste travail et
de l'assurer de notre vive gratitude. Nous ne saurons jamais
assez le remercier pour les savants conseils qu'il nous a si
généreusement prodigués et pour l'honneur qu'il nous a fait
en acceptant la présidence de notre thèse.

A M. le professeur Hédon nous offrons également l'hommage de notre respectueuse reconnaissance pour sa bienveillance envers nous pendant les deux années que nous avons passées dans son laboratoire comme aide-préparateur et comme préparateur de physiologie.

Merci enfin à notre excellent ami le docteur Rancoule, qui nous a si précieusement aidé dans nos recherches bibliographiques.

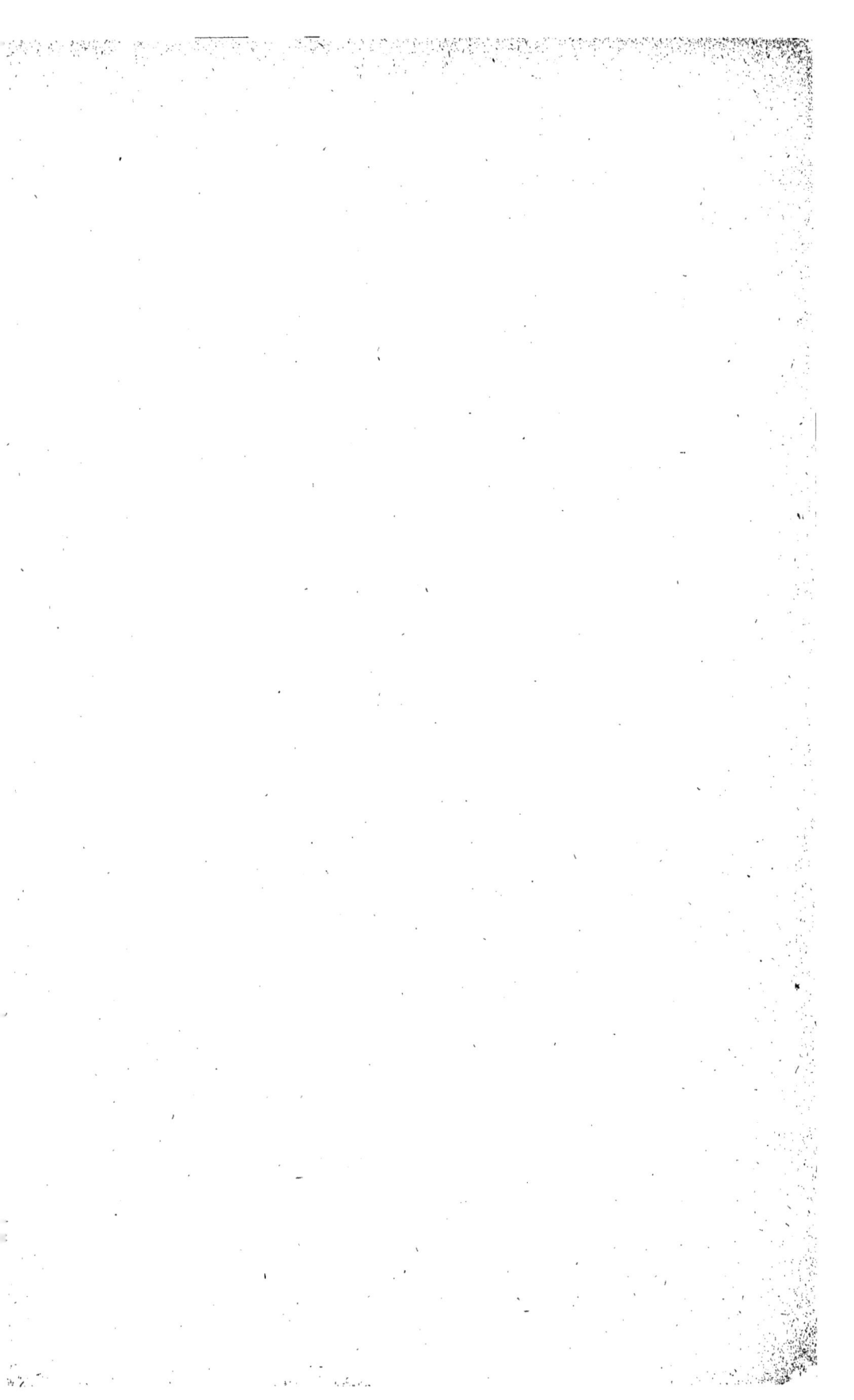

CONTRIBUTION A L'ETUDE

DE

LA MYELITE TRANSVERSE

SPÉCIFIQUE

CHAPITRE I

HISTORIQUE

L'étude des localisations spinales de la syphilis est de date récente, les ouvrages publiés sur la question sont encore peu nombreux. Il faut en chercher la cause dans la rareté des affections médullaires syphilitiques comparées à la fréquence des accidents cérébraux spécifiques.

L'analyse clinique et anatomique des lésions médullaires de la vérole date de la seconde moitié de notre siècle.

Vaguement mentionnées par Ulrich de Hutten et par Ambroise Paré, au seizième siècle, leur existence est niée au dix-huitième siècle par Hunter, qui refuse systématiquement à la syphilis un rôle quelconque dans l'étiologie des maladies nerveuses ; il faut arriver à 1861 pour trouver, dans la thèse de

Ladreit de Lacharrière, dix-huit observations de myélite syphilitique et une étude sérieuse de la maladie.

Dès ce moment, l'impulsion est donnée, et, dans l'espace de deux ou trois années, l'anatomie des lésions se dessine avec les travaux de Lagneau, Zambaco, Gros et Lancereaux.

En 1873 et en 1879, Charcot et Gombault insistent sur la diffusion des lésions ; à la même époque, Caizergues, Julliard et Savardf ont, dans leur thèse inaugurale, l'étude approfondie des myélites scléreuses. Plus récemment, MM. Fournier, Mauriac, Pierre Marie, Boulloche, Gajkiewicz et surtout Déjerine, montrent l'importance des lésions vasculaires et méningées, et nous font connaître à fond les lésions de la syphilis médullaire. En 1894, M. Sottas publie, dans sa *Monographie sur les paralysies spinales syphilitiques*, cent cinquante observations de myélite transverse, et jette un jour nouveau sur l'évolution clinique de la maladie de Erb.

En Allemagne, les travaux sur la matière sont aussi nombreux qu'en France. Bornons-nous à citer Rumpf, Jurgens, Siemerling, Oppenheim, Greif et surtout Erb, qui a donné, dans le *Centrabl. Neurol.*, une description magistrale de la maladie qui porte son nom.

CHAPITRE II

ÉTIOLOGIE

La myélopathie transverse est rare par rapport aux autres localisations nerveuses de la diathèse syphilitique ; Erb la considère comme dix fois moins fréquente que le tabes ; pour 400 cas de tabes observés par lui en dix ans, il compte à peine 30 ou 35 cas de paraplégie spinale syphilitique.

L'époque de son apparition dans le cours de la syphilis a été diversement appréciée par les auteurs qui se sont occupés de la question.

Savard, dont la statistique porte sur 74 cas ainsi répartis : 26 entre six mois et un an et 48 entre un an et vingt-cinq ans, pense que le maximum de fréquence peut être fixé entre la deuxième et la huitième année de la syphilis. Gilbert et Lion estiment qu'elle apparaît à une période beaucoup plus rapprochée de l'accident primitif ; elle se montre, d'après eux, avec une certaine fréquence dans les six premiers mois de la maladie. Leur opinion est basée sur 47 observations dans lesquelles les symptômes médullaires se sont montrés 16 fois du troisième au sixième mois, 7 fois du septième au douzième et 14 fois du treizième au vingtième.

Il y a certainement de l'exagération dans les conclusions des observateurs que nous venons de citer, et l'opinion de Boulloche nous paraît bien plus rapprochée de la vérité ; d'après lui, la paraplégie débuterait le plus souvent dans les quatre premières années qui suivent le chancre.

Les cinquante-six observations rapportées dans son mémoire se répartissent de la façon suivante :

8 fois la maladie est survenue dans la 1re année.

18	—	—	2^e	—
10	—	—	3^e	—
10	—	—	4^e	—

De tout ce que nous venons de dire, il résulte que la myélite transverse est un accident précoce de la syphilis : il est rare de la voir apparaître huit, dix et quinze ans après le chancre.

Cette maladie affecte une prédilection marquée pour l'âge adulte, on l'observe rarement chez l'enfant, c'est surtout entre vingt-cinq et quarante ans qu'elle apparaît ; d'après Erb, on doit penser à la myélite syphilitique toutes les fois qu'on se trouve en présence d'un homme de plus de vingt-cinq ans qui présente des phénomènes paraplégiques.

Tous les auteurs s'accordent à reconnaître que le sexe masculin offre le plus fort contingent aux cas de paraplégie syphilitique. La femme est rarement atteinte : sur cinquante-six observations, Gilbert et Lion l'ont vue évoluer quatre fois seulement chez la femme.

A côté de l'âge et du sexe se place un nouveau facteur étiologique important : la gravité de la diathèse. Mais il n'existe pas cependant un rapport constant entre le degré de malignité de l'infection syphilitique et la localisation spinale.

D'après les statistiques, les phénomènes médullaires n'ont pas toujours pour cause une syphilis grave, leur apparition est au contraire plus fréquente dans les formes légères ou peu graves ; M. Fournier ne les a jamais vus dans ce qu'il appelle « la forme sidérante de la vérole » (1). Ainsi pensent

---

(1) *Tertialisme précoce* (In *Gaz. méd. de Paris*, 1893).

Mauriac, Boulloche, Lancereaux, Déjerine, qui ont publié des observations de myélite transverse survenue au cours de véroles qui jusque-là n'avaient jamais présenté des symptômes graves.

Il en est de même pour les syphilis atténuées par le traitement ; la myélite peut évoluer chez les syphilitiques rigoureusement traités aussi bien que chez ceux qui n'ont jamais suivi de traitement spécifique. Certains auteurs sont même allés jusqu'à prétendre que le mercure et l'iodure agissaient quelquefois comme cause occasionnelle ; cette opinion est évidemment exagérée, et, si le traitement est dans certains cas impuissant à éloigner les localisations spinales de la vérole, il ne les produit jamais ; il a, au contraire, dans la majorité des cas, une action prophylactique importante.

D'après Boulloche, les accidents médullaires seraient deux fois plus fréquents chez les syphilitiques qui n'ont pas pris de mercure ou qui en ont pris d'une façon insuffisante. Dans la statistique parue dans son mémoire (1), on voit la myélite transverse se montrer :

10 fois dans des syphilis non traitées,
24 — insuffisamment traitées,
et 18 — bien traitées.

Nous n'avons signalé jusqu'ici que des causes prédisposantes ; à côté d'elles viennent se placer d'autres facteurs étiologiques importants : nous avons nommé les causes déterminantes de la paralysie spinale spasmodique.

D'après Pierre Marie (2), il faut reconnaître que les traumatismes, excès vénériens, fatigues, émotions morales, agissent en indiquant la moelle aux coups de la diathèse. Tout le monde admet, en effet, qu'un organe surmené et stimulé

---

(1) *Des paraplégies syph.* (*Ann. de derm. et syph.*, 1893).
(2) Pierre Marie, *Sem. méd.*, 1893.

chez un syphilitique est un organe menacé par le virus spécifique, « car cette stimulation et ce surmenage ont toutes chances pour diriger sur lui une décharge de la diathèse (1). » Ainsi, de même que la malpropreté augmente la fréquence des syphilides vulvaires chez certaines prostituées, de même que le tabac stimule à se multiplier et éternise les plaques muqueuses buccales, de même le surmenage et les excès vénériens désignent la moelle lombaire aux atteintes de la vérole : Caizergues, Venache, Savard ont insisté sur ce fait. Dans son livre sur le *Traitement de la syphilis*, M. Fournier cite le cas d'un ancien syphilitique qui fut pris d'une myélite transverse rapidement mortelle à la suite d'une course folle en bicyclette de Paris à Amiens et d'Amiens à Paris. « Que de viveurs, que d'habitués de clubs ou de cercles, s'écrie l'éminent professeur dans le même livre, que de bruyantes personnalités du high-life n'ai-je pas vus finir tristement par la syphilis médullaire ou cérébrale.

L'influence déterminante des excès de boissons a été également signalée, beaucoup de paraplégiques sont aussi des alcooliques. Celui de notre observation I a des antécédents éthyliques très marquées. Souvent l'intoxication éthylique amorce la maladie par les lésions artérioscléreuses qu'elle produit, elle facilite l'action altérante du virus syphilitique sur les vaisseaux de la moelle.

L'influence des causes occasionnelles n'est pas une vue de l'esprit, les données de l'expérimentation sont là pour le prouver. Dans ces dernières années, la pathologie expérimentale a montré, entre les mains de M. Bouchard, l'influence du surmenage dans l'étiologie des maladies infectieuses ; pourquoi ne pas reconnaître cette même cause à la syphilis, qui n'est qu'une maladie infectieuse dont malheureusement on ne connaît pas encore l'agent spécifique.

---

(1) Fournier, *Trait. de la syphilis*.

CHAPITRE III

SYMPTOMATOLOGIE

La symptomatologie de la myélite transverse syphilitique se ressent de la diversité des lésions qu'elles nous présente ; cependant, de même qu'il est possible de constater une certaine fixité dans les altérations méningées ou vasculaires, de même on arrive facilement à décrire un type clinique constant qui répond à la grande majorité des cas.

La plupart des auteurs qui se sont occupés de la question ont décrit avec raison deux formes à la myélopathie transverse, l'une aiguë, l'autre chronique.

Dans la forme aiguë, de beaucoup la plus rare, malgré les observations de Boulloche, Mauriac et Lancereaux, tous les désordres naissent en peu de temps, s'accumulent et s'enchaînent en quelques jours et même en quelques heures pour produire le syndrome complet. Les myélites aiguës sont en général très précoces. Gilbert et Lion les ont observées dans les premiers mois de la maladie. Ici, toutes ou presque toutes les parties constituantes d'un segment de moelle sont envahies à la fois et profondément atteintes, la substance grise elle-même est frappée de nécrose. La maladie s'établit sous la forme d'ictus paraplégique ; en quelques heures les malades se trouvent atteints de paralysie flasque ; ils sont cloués dans leur lit, incapables de se tenir sur leurs jambes ; en même temps ils se plaignent de douleurs vives dans les membres inférieurs, d'élancements et de constrictions thoraciques ; les

2

troubles paralytiques du côté de la vessie et de l'anus, les troubles trophiques ne manquent jamais. Tel est le tableau de la forme aiguë, grave, rapidement mortelle.

La plupart du temps, il faut le reconnaître, l'affection ne se présente par avec un pareil caractère de gravité, la lésion est moins intense, la substance nerveuse est plus légèrement atteinte ; elle est ischémiée et non nécrosée. Dans ce cas la paralysie flasque n'est pas définitive : une fois les premiers accidents dissipés, les phénomènes franchement paralytiques disparaissent et on ne constate plus que de la parésie spasmodique ; les autres symptômes s'amendent et la maladie passe à l'état chronique.

La variété chronique est de beaucoup la plus commune ; c'est la forme ordinaire de la myélite syphilitique transverse que Erb a magistralement décrite sous le nom de paralysie spinale spasmodique. Dans la myélite chronique, le début est moins brusque que dans la forme aiguë, la maladie s'établit peu à peu, son début est insidieux, et on a l'habitude de distinguer deux phases dans son évolution : une période prémonitoire et une période paraplégique.

Ainsi que l'ont écrit Zambaco, Ladreit de Lacharrière et Sottas, la première phase de la maladie se manifeste essentiellement par des troubles de la sensibilité qui se développent d'une façon progressive pendant des mois et des années.

On observe quelquefois des phénomènes cérébraux dus à l'action du virus syphilitique sur les méninges crâniennes et constitués par des céphalées plus ou moins violentes, des vertiges, des vomissements, de la diplopie et aussi par des troubles sensoriels intéressant particulièrement la vue. Souvent ces symptômes manquent, et les phénomènes d'excitation méningitique spinale existent seuls.

Les paresthésies apparaissent les premières ; le malade accuse des douleurs sourdes dans la moitié inférieure du corps, quelquefois dans une seule jambe, le plus souvent dans les deux : le malade de notre observation I souffrait depuis plusieurs mois de douleurs s'étendant de la région des reins à l'extrémité des orteils de chaque pied. En même temps on note une diminution de la force musculaire, la fatigue arrive après une course minime, et le sujet ne peut supporter une station debout prolongée : il a une tendance marquée à se laisser tomber.

Cette première phase est aussi la phase des algies périphé-riques, la douleur rachidienne existe toujours plus ou moins accentuée. Sa nature est sujette à de nombreuses variétés, mais son siège se localise toujours à la région lombaire. Elle s'irradie souvent sous forme de douleurs en ceinture, au niveau, au-dessous ou au-dessus de l'ombilic, ou encore au niveau du thorax, où elle étreint le patient de la façon la plus pénible et provoque quelquefois des phénomènes d'angoisse respiratoire ; on l'a vue aussi présentant les caractères de la névralgie intercostale ordinaire. Elle est quelquefois continue, mais le plus souvent elle affecte la forme intermittente ou rémittente, jamais elle n'est fulgurante.

Il y a dans le mode d'apparition de cette rachialgie quelque chose qui la fait ressembler aux céphalées syphilitiques ordinaires : elle se produit principalement la nuit, soit vers dix heures du soir, soit entre une et trois heures du matin. Lamy (1) cite le cas d'un malade chez qui elle présentait deux maximum, un après le coucher, l'autre le matin.

Dans cette phase prémonitoire, les troubles du côté du rectum et des organes génito-urinaires sont rares, aussi les auteurs s'accordent-ils à reconnaître que le tissu médullaire proprement dit n'est pas affecté dans cette période de la maladie.

Les symptômes que nous venons de mentionner doivent

(1) Lamy, Thèse de Paris, 1893.

être rapportés à des lésions primordiales constituées par l'irritation inflammatoire des méninges, et surtout, — Sottas (1) insiste là-dessus, — par l'ischémie médullaire résultant du rétrécissement de calibre des vaisseaux nourriciers.

Lorsque les éléments nobles de la moelle sont atteints par le ramollissement et la dégénérescence, les symptômes sensitifs s'amendent, le malade devient un paraplégique, et la seconde période de la maladie est constituée.

Le malade est devenu paraplégique, avons-nous dit, mais sa paraplégie présente une forme un peu extraordinaire ; on observe rarement chez lui de la paralysie flasque vraie ; il présente de la parésie spasmodique très marquée avec conservation de la force musculaire.

Dans cette forme, l'ictus paraplégique manque, la maladie arrive à sa période d'état, lentement, sans à-coup, et se caractérise par de la parésie et de la contracture.

La contracture domine, elle atteint quelquefois un haut degré d'intensité, et s'exagère sous l'influence des mouvements volontaires ; ces mouvements volontaires sont possibles, mais ils présentent une certaine brusquerie, les membres inférieurs se détendent comme un ressort.

Les jambes sont prises de tremblements, lorsqu'elles sont dans une fausse position ou quand la pointe du pied repose mal sur le plancher. Dans la marche, elles ont une attitude caractéristique, la raideur atteint son maximum d'intensité, elles sont étendues, mais l'extension est rarement complète ; la pointe des pieds est abaissée et appuie fortement sur le sol.

La démarche est sautillante, gallinacée, les genoux sont collés l'un contre l'autre, et le malade se traîne lentement au prix des plus grands efforts ; à chaque pas, il se soulève fortement sur le pied qui doit rester en arrière.

(1) Sottas, *loc. cit.*

Dans cette période, les réflexes tendineux sont fortement exagérés ; en percutant le tendon rotulien, on obtient une extension brusque de la jambe. La trépidation épileptoïde du pied s'obtient facilement, ainsi que le tremblement rotulien.

En même temps qu'apparaissent les divers symptômes que nous venons d'énumérer, les troubles de la sensibilité deviennent peu intenses. Certains ont prétendu qu'ils disparaissaient complètement ; cette proposition est évidemment exagérée, mais il faut reconnaître cependant que le contraste est grand entre l'intégrité de la sensibilité et les lésions motrices.

Anesthésie, hyperesthésie simple ou douloureuse, aberration de lieu dans les sensations provoquées et confusion entre elles, telles sont les altérations passagères ou persistantes que présente la sensibilité.

Les troubles sphinctériens sont très marqués, grâce aux lésions de leurs centres spinaux. Ils consistent en rétention ou en incontinence, apparaissant, soit isolément, soit simultanément, soit alternativement. Mais ici, comme pour les membres inférieurs, la paralysie n'est jamais complète, on observe une dysurie plutôt qu'une anurie par défaut de contraction du muscle vésical : les malades sont seulement obligés de pousser, de contracter leurs muscles abdominaux pour pisser.

L'incontinence est aussi rarement complète, les malades éprouvent, comme dans la cystite du col, des besoins impérieux d'uriner, mais ils sont capables de ne pas se mouiller, si leur envie est assez vite satisfaite.

Du côté du rectum, les phénomènes n'ont jamais autant d'intensité que du côté de l'appareil urinaire.

D'après Erb, on n'a jamais observé l'incontinence des matières fécales ; la constipation opiniâtre est au contraire la règle ; mais elle ne persiste jamais longtemps, et, tandis qu'on note souvent de la parésie vésicale après la guérison, on n'observe jamais la constipation à ce moment-là.

Les fonctions génitales sont généralement atteintes, l'impuissance est la règle, mais les troubles trophiques manquent presque toujours. Les muscles conservent leur volume primitif, ils ne subissent jamais d'atrophie nettement caractérisée et leur réaction caractéristique persiste : les eschares sont exceptionnelles.

Contrairement à ce qu'on observe dans les autres affections syphilitiques de la moelle, les troubles restent cantonnés à la moitié inférieure du corps ; dans la myélite transverse, il y a une tranche de moelle malade, et c'est tout. Aussi n'observe-t-on jamais de phénomènes pathologiques dans le reste du corps. Aux membres supérieurs, les mouvements sont normaux, sauf quelquefois cependant une légère exagération des réflexes tendineux. « Rien à noter du côté de l'encéphale, la mémoire, l'intelligence, l'idéation restent normales ; les nerfs crâniens, qui sont si souvent atteints dans les autres manifestations de la syphilis médullaire, sont épargnés dans la paralysie spinale de Erb ; l'œil est normal ; les réflexes pupillaires ne sont pas modifiés et l'accommodation n'est pas troublée (1). »

(1) Pierre Marie, *loc. cit.*

CHAPITRE IV

ANATOMIE PATHOLOGIQUE

Les altérations macroscopiques, localisées, sont rares dans la myélite syphilitique transverse, on a affaire presque toujours à des lésions diffuses et visibles seulement sous le microscope.

Les gommes de la moelle ou des méninges, les épaississements méningitiques fibreux considérables sont des raretés pathologiques.

On a bien publié quelques observations de tumeurs gommeuses, mais il est probable que, dans tous les cas, on s'est laissé tromper par les apparences : un diagnostic anatomique sûr n'a jamais été établi. Sottas (1) cite l'observation d'une femme dont l'autopsie avait révélé au premier observateur une gomme de la moelle. Baumgarten, qui reprit l'observation, démontra que ce qu'on avait d'abord pris pour une gomme n'était qu'un tubercule de Koch.

Il existe également dans la littérature médicale un certain nombre d'exemples de myélite spécifique avec épaississement fibreux considérable des méninges ; mais on ne saurait trouver là la cause des accidents ; ils sont dus à des dégénérescences du tissu nerveux provoquées par des troubles de nu-

---

(1) Sottas, *Etudes cliniques et anatomiques des paralysies spinales syphilitiques.*

trition résultant des lésions des organes nourriciers de la moelle.

Les altérations du tissu médullaire sont secondaires aux lésions vasculaires et méningitiques.

Les modifications vasculaires ont été très bien étudiées par Sottas, qui les considère comme les premières en date ; elles se présentent souvent sous des formes différentes, aussi ont-elles été diversement décrites. Tandis que pour Heubner l'endartérite est la lésion primitive, pour Köster c'est la mésartérite, et la périartérite pour d'autres (Baumgarten, Lancereaux). M. Sottas admet que la lésion commence par la tunique adventice, pour s'étendre ensuite à l'endartère, tout en restant cependant plus accusée dans la tunique externe. Elle consiste en un épaississement qui rétrécit la lumière des vaisseaux. « L'épaississement de la tunique interne est formé d'un tissu fibrillaire assez clair, finement strié, dont les minces couches sont séparées par des rangées de cellules plates disposées concentriquement ; au voisinage de l'endothélium, ces cellules sont plus nombreuses (1). »

Du côté de la tunique externe, on remarque un tissu de cellules embryonnaires répandues d'une façon diffuse ou s'amassant autour des vasa vasorum ; elles forment quelquefois des nodules circonscrits qui ne sont autre chose que des gommes miliaires. Cette artérite est la lésion capitale, c'est de son développement que relève le rétrécissement de la lumière du vaisseau, point de départ des coagulations sanguines.

Du côté des veines, mêmes lésions, mais ici l'altération est plus précoce, elle débute par les couches externes et envahit bientôt toute la paroi, qui offre une résistance moindre que la paroi artérielle.

Au début, ces lésions vasculaires se développent principale-

(1) Sottas, *loc cit.*

ment dans les parties périphériques et surtout dans la pie-mère; de là elles se propagent dans les « vaisseaux proprement nourriciers de la moelle. » On peut suivre dans l'épaisseur du tissu médullaire les trames de cellules embryonnaires qui entourent les capillaires et qui peuvent là aussi former quelquefois des gommes miliaires.

Des vaisseaux sanguins l'inflammation gagne ensuite les méninges, dont le système lymphatique s'infiltre d'éléments embryonnaires. Les éléments nobles de la moelle ne tardent pas à être envahis à leur tour et la dégénérescence commence. Tantôt c'est progressivement qu'elle s'établit, elle est dans ce cas consécutive à l'ischémie lente et progressive des éléments nerveux, tantôt au contraire elle est due à un arrêt brusque de la circulation dans un territoire déterminé, le segment médullaire ainsi privé de sang se nécrose rapidement, il y a ictus paraplégique.

Dans ce dernier cas, la substance grise est piquetée de rouge, la substance blanche est gris rosé, et la portion de la moelle intéressée paraît gonflée, œdémateuse, sa consistance diminue : le tissu nerveux se ramollit.

En même temps, les régions médullaires voisines de la lésion se congestionnent ; il se produit une exsudation abondante de liquide albumineux et même quelquefois des hémorragies.

Dans les régions anémiées, les cellules et les tubes nerveux se détruisent, les fibres interrompues dégénèrent dans le sens de leur direction.

Les cellules frappées de mort deviennent plus granuleuses, leur noyau masqué par les granulations est peu apparent : elles s'arrondissent, perdent leurs prolongements et se transforment en blocs granuleux, irréguliers et sans noyaux.

Les fibrilles nerveuses et les cylindres-axes des tubes nerveux s'altèrent à leur tour, se gonflent et se fragmentent pour former des granulations.

La névroglie elle-même participe à la nécrose du tissu nerveux ; dans les intervalles qui séparent les tubes altérés s'amasse une substance granuleuse au milieu de laquelle se trouvent les noyaux de la névroglie tuméfiée, entourés d'un protoplasma granuleux ; les cellules araignées grossissent et perdent leurs prolongements.

Les détritus des éléments nerveux ainsi nécrosés forment des granulations graisseuses qui sont résorbées peu à peu par des cellules lymphoïdes ou corps granuleux, sortes de cellules phagocytaires volumineuses très abondantes dans les ramollissements étendus de la moelle.

Les lésions que nous venons de constater ne sont pas les seules ; aux altérations primitives des tubes nerveux s'ajoute la dégénérescence secondaire de toute l'étendue du tube, interrompu en aval de la lésion première. Dans quelques cas, les fibres des faisceaux secondaires dégénérés peuvent être complètement détruites.

Pendant que se déroulent ces transformations successives des éléments nerveux, le tissu interstitiel subit de son côté des modifications qui n'atteignent leur complet développement que lorsque l'affection passe à l'état chronique. Il présente des phénomènes réactionnels ; on assiste à la cicatrisation de la lésion médullaire.

L'anémie primitive est alors compensée par l'afflux sanguin collatéral, la vie reprend avec plus d'énergie que jamais dans les points malades. Il se développe dans la gaîne des vaisseaux oblitérés des vasa vasorum, le caillot lui-même se creuse de nouveaux capillaires ; les cellules névrogliques prolifèrent par divisions karyokinétiques ; les leucocytes traversent les parois des vaisseaux et les éléments embryonnaires ainsi formés se développent : le processus réactionnel aboutit à la formation d'un tissu de sclérose.

Cette cicatrice ainsi formée ne se rencontre jamais dans les cas qui ont rapidement amené la mort ; elle est l'apanage des myélites syphilitiques évoluant lentement. Son aspect varie avec l'âge de la maladie : plus elle est ancienne et plus la densité de son tissu et la régularité de son dessin sont grandes.

En résumé, les altérations anatomiques du tissu médullaire dans les myélites transverses diffèrent suivant que l'on a affaire à des formes aiguës ou à des myélites chroniques, et suivant l'âge de la maladie : au début, il y a toujours ramollissement ou nécrose plus ou moins complète du tissu nerveux ; plus tard, lorsque les éléments anatomiques ont eu le temps de réagir, il se forme un tissu de sclérose qui remplace les éléments nerveux frappés de mort.

CHAPITRE V

MARCHE. — PRONOSTIC. — DIAGNOSTIC

Que devient le syphilitique atteint de myélite transverse ?
La maladie est très rarement mortelle dans la forme moyenne ;
elle a au contraire, d'après Erb, une tendance très marquée à
l'amélioration rapide sous l'influence du traitement ; le malade est quelquefois tellement amélioré qu'il peut reprendre
ses travaux ordinaires, se marier et vivre de la vie commune ;
la force revient dans les jambes, les phénomènes spasmodiques s'atténuent à la longue, les troubles sphinctériens et
l'impuissance génitale disparaissent : peu à peu la guérison
arrive.

Un pareil résultat est cependant difficile à obtenir, souvent
le traitement n'aura pour effet que d'arrêter la maladie dans
sa marche, on n'obtiendra dans la suite que la persistance du
statu quo sans aggravation : l'état des malades restera stationnaire pendant des dizaines d'années ; le mercure et l'iodure de potassium auront pour unique résultat d'arrêter le
processus dans sa marche progressive ; le tissu nerveux
pourra peut-être se régénérer dans une certaine mesure,
mais la lésion scléreuse une fois développée persistera et
s'opposera à la reconstitution complète des éléments nerveux
nécrosés.

Dans les formes aiguës, le traitement spécifique est impuissant, et le médecin se trouve désarmé devant des symptômes

qui ne font qu'empirer : le malade est frappé brutalement après une période prémonitoire de courte durée ; la mort survient en dix, quinze ou vingt jours. Erb croit que, dans ces cas, on n'a pas affaire à une myélite transverse typique : il y a quelque chose du surajouté qui donne à l'affection une physionomie particulière ; les malades meurent par le bulbe par extension du processus morbide à l'axe spinal tout entier et à l'encéphale. Dans d'autres cas, la mort se produit d'une autre façon : les lésions de décubitus apparaissent de bonne heure ; des eschares profondes mettent à nu le sacrum et les trochanters, ouvrant ainsi la porte aux microorganismes pathogènes, la peau est décollée par des abcès qui fusent au loin dans les membres, on note de la pyélo-néphrite, de la cystite, et le malade succombe à l'infection purulente.

Ce que nous venons de dire sur la marche de la maladie nous fournit d'importantes notions sur son pronostic.

La myélite syphilitique transverse est une affection évidemment sérieuse, comme toutes les manifestations spinales de la vérole, mais son pronostic n'est pas aussi sombre qu'on l'a cru jusqu'ici.

Les formes suraiguës, très rares, évoluent très rapidement vers une terminaison fatale ; les myélites chroniques marchent au contraire lentement, et leur pronostic est en général bénin. Nous devrons toujours rassurer nos malades dans ces derniers cas et leur promettre, sinon une guérison complète, au moins une amélioration de leur état.

La guérison complète surviendra toutes les fois que le traitement agira de très bonne heure avant le ramollissement et la nécrose du tissu nerveux, au moment de l'établissement des lésions vasculaires et méningées ; plus tard, lorsque le tissu scléreux sera formé et la paraplégie spasmodique établie, les symptômes passeront à l'état chronique et deviendront incurables, mais ils n'amèneront jamais la mort.

L'étude de la marche et du pronostic de la maladie nous amène donc à l'idée d'un traitement précoce; mais la nécessité d'une médication spécifique précoce implique celle d'un diagnostic précis dès le début de la maladie. Comment arriverons-nous à poser ce diagnostic?

La myélite syphilitique ressemble d'une façon particulière aux myélites rhumatismales ou goutteuses; on se fondera, pour arriver au diagnostic, sur l'apparition lente des symptômes et sur la forme de la paralysie dans l'affection spécifique. Dans la myélite vulgaire, l'état paralytique est plus prononcé et plus durable, l'impotence des membres est plus grande, enfin les troubles de la sensibilité sont plus accentués, les raideurs musculaires sont plus absolues.

Les antécédents personnels du malade auront un intérêt tout particulier; on recherchera avec soin les stigmates de la diathèse syphilitique; on explorera méthodiquement toutes les parties du corps susceptibles de présenter des traces de lésions syphilitiques; on n'oubliera pas de demander au malade s'il n'a pas eu de crises apoplectiformes (la vérole atteint souvent le cerveau avant de se localiser sur la moelle). En l'absence de stigmates, on instituera dès le début le traitement antisyphilitique; l'influence du mercure et de l'iodure sur les myélopathies est souvent assez décisive pour révéler leur nature.

La myélite syphilitique transverse peut présenter, à certaines phases de son évolution, des analogies avec un certain nombre d'autres affections dont il faudra la différencier.

L'hystérie produit quelquefois des phénomènes de paraplégie spasmodique avec des troubles de sensibilité qui peuvent ressembler aux symptômes de la paralysie spinale de Erb; la confusion ne pourra jamais être faite si l'on cherche les signes de la grande névrose. Il ne faudra pas non plus prendre pour des accidents de myélite transverse un état particulier que

présentent certains syphilitiques et que Fournier a décrit
sous le nom de neurasthénie spécifique. Ces symptômes apparaissent surtout dans la journée, ils ne sont pas modifiés
par le traitement iodo-mercuriel, et ils consistent en fourmillements et engourdissements dans les jambes, légers troubles
vésicaux et surtout douleurs lombaires ; les éléments du diagnostic se tireront de la manière d'être du malade et aussi du
mode d'apparition de ces phénomènes.

Souvent l'étude du malade nous fera penser à l'ataxie loco-
motrice ; les douleurs de la myélite transverse spécifique sont
quelquefois brèves et légèrement fulgurantes ; elles s'irradient
du côté du thorax et y produisent de la constriction, tout
comme les algies tabétiques ; les troubles vésicaux n'ont pas
de caractères différentiels. Dans tous ces cas, le mode d'apparition de la rachialgie (douleur surtout nocturne) et l'état de
la motilité (réflexe augmenté) nous feront renoncer à l'idée de
tabes.

CHAPITRE VI

TRAITEMENT

Nous avons montré dans le chapitre précédent la nécessité d'un traitement institué de bonne heure, il faut agir vite et frapper fort, car les lésions syphilitiques agissent parfois très rapidement.

La médication aura pour but d'arrêter le développement des altérations anatomiques, de calmer l'inflammation et de stimuler dans la mesure du possible la reconstitution des éléments nerveux atteints par le virus syphilitique.

Contre l'inflammation, nous emploierons la révulsion et nous appliquerons tous les huit jours cinquante pointes de feu ou un vésicatoire à la région lombaire ; en même temps, nous demanderons au traitement iodo-mercuriel de neutraliser l'action du virus syphilitique sur les éléments nobles de la moelle, et de permettre aux parties légèrement compromises de recouvrer leurs propriétés.

Beaucoup de syphiligraphes, et M. Fournier en particulier, insistent sur la nécessité de prescrire simultanément les deux médicaments spécifiques : « Il faut oublier, dit Kasimir (1), dans ce cas particulier, le précepte thérapeutique qui veut que le mercure soit le remède de la période secondaire, l'iodure de potassium celui de la période tertiaire ; à quel moment de l'évolution syphilitique qu'elle se produise, la myélite trans verse sera très favorablement modifiée par la médication mixte.

(1) Thèse de Paris.

On ordonnera l'iodure de potassium à la dose de 4, 5 et même 6 grammes par jour dans un julep ; le mercure, on le prescrira soit en frictions, soit en injections sous-cutanées.

Les injections hypodermiques paraissent préférables aux frictions. Nous les avons vu employer avec succès à l'hôpital Saint-Eloi Suburbain de Montpellier dans le service de M. le professeur Carrieu.

Elles ont une action aussi rapide et aussi puissante que les frictions, et elles n'en ont pas les inconvénients. Elles sont mieux tolérées par les voies digestives et d'un maniement plus facile ; tandis qu'avec la friction la quantité de mercure qui pénètre dans l'organisme après destruction mécanique de la peau est difficile à évaluer, avec l'injection on connaît exactement la quantité de médicament qui est absorbée, et le traitement est plus facile à diriger.

De nombreux composés mercuriels ont été préconisés et employés en injections hypodermiques : trois surtout, le calomel, l'oxyde de mercure et l'huile grise ont été longtemps expérimentés, l'huile grise a donné les meilleurs résultats. C'est une préparation contenant du mercure à l'état de division parfaite tenu en suspension dans un corps gras liquide ; elle a été importée d'Allemagne par Raugé, et employé couramment par Briend, Huot et Raymond. La formule la plus usitée dans la syphilis nerveuse était, jusqu'à ces derniers temps, celle de Neisser et Bassler :

Mercure purifié........   2 grammes.
Teinture de benjoin......   5   —
Huile de vaseline........   40   —   Mêlez.

Une seringue de Pravaz contenait 0 gr. 36 de mercure métallique ; on injectait en moyenne d'un quart à un tiers de seringue tous les huit jours.

M. Brousse a trouvé un moyen de remédier à la douleur

3

parfois très vive occasionnée par l'injection de Neisser ; il remplace la teinture de benjoin par la lanoline et propose la formule suivante :

Mercure.. . . . . 25 grammes.
Lanoline . . . . 5 —
Vaseline liquide . . . . . Q. S. pour 50 cc.

C'est l'injection couramment employée dans les divers services hospitaliers de Montpellier. On fait chaque semaine une injection de V gouttes de la préparation dans la syphilis médullaire.

L'injection est faite avec une seringue de Pravaz en plein fessier, derrière le sillon rétro-trochantérien. Notre malade de l'obs. I, traité par cette méthode du 28 septembre au 18 novembre, subit sept injections et sortit le 19 très amélioré : les troubles de la marche avaient disparu et la rachialgie était très atténuée.

On devra dans tous les cas ajouter au traitement spécifique la médication tonique (quinquina, préparations martiales, arsenic) et des précautions hygiéniques minutieuses.

Les membres paralysés seront soumis à des mouvements méthodiques, à des frictions, au massage, à l'action des courants faradiques. Comme les Allemands, on pourra faire usage des courants galvaniques appliqués sur la colonne vertébrale. Les bains sulfureux se trouvent également indiqués, et les malades tireront profit d'une saison aux eaux thermales sulfureuses ou chlorurées sodiques.

Il sera toujours utile de suivre de très près les troubles sphinctériens et trophiques : on devra surveiller attentivement le fonctionnement des réservoirs, pratiquer le cathétérisme avec les précautions antiseptiques ordinaires et obvier à la constipation qui peut produire dans quelques cas l'occlusion intestinale.

Pour éviter les lésions de décubitus, on empêchera la pression locale prolongée et la macération de la peau par les déjections en modifiant souvent la position du malade et en faisant usage de matelas à air ou à eau. Lorsque en dépit de ces précautions les eschares se produiront, une antisepsie irréprochable et une propreté rigoureuse seront nécessaires pour éviter l'infection purulente.

Enfin, comme dernier conseil, le médecin ne devra jamais quitter le malade sans l'avertir que sa maladie est une conséquence de son état syphilitique non guéri, qu'il est exposé à des rechutes et qu'il devra de temps en temps revenir au traitement spécifique ordinaire.

OBSERVATIONS

Observation I

(Communiquée par M. Martin, externe des hôpitaux)

Chancre induré huit ans auparavant. — Troubles de la sensibilité. — Paraplégie spasmodique. — Injection d'huile grise. — Guérison.

Pierre R..., trente-quatre ans, plâtrier. Entre le 25 septembre 1895 à l'hôpital Saint-Éloi de Montpellier (salle Combal, service de M. le professeur Carrieu).

Antécédents héréditaires. — Signale du rhumatisme chez ses ascendants.

Antécédents personnels. — Il y a huit ans, chancre induré de la verge, la cicatrice est visible. Le malade prend alors du sirop de Gibert et les accidents secondaires passent inaperçus.

Pas de maladie intercurrente. Éthylisme.

Depuis plusieurs mois, le malade se plaint de douleurs vives siégeant dans la moitié inférieure du corps, depuis les reins jusqu'à la pointe des pieds.

A la cuisse, la douleur est diffuse, elle ne suit pas le trajet du sciatique. A la jambe, elle prend la forme lancinante, dure plusieurs minutes, s'accompagne de faiblesse, de raideur musculaire et détermine quelquefois la chute du malade.

La douleur ne s'irradie jamais en ceinture du côté du thorax.

La pression est douloureuse au niveau de la douzième dorsale et de la première lombaire, à l'émergence des sciatiques, mais ne s'irradie pas suivant le trajet de ces nerfs.

La sensibilité au contact, à la chaleur et au froid est conservée.

Pas de troubles sphinctériens.

Réflexes.— Les réflexes sont très fortement exagérés aux membres inférieurs (réflexes rotuliens, fléchisseurs, extenseurs).

Trépidation épileptoïde du pied facile à obtenir.

Aux membres supérieurs, tremblement des doigts d'origine alcoolique.

La vue est trouble, mais la pupille a ses réflexes conservés et l'accommodation se fait bien. Un léger degré de myosis.

La démarche du malade est spasmodique et sautillante. Les pas sont lents, mal assurés, il y a une certaine incoordination des mouvements qui s'exagère lorsque le malade marche vite ou quand il veut tourner.

Traitement. — IK à la dose de 4 grammes par jour.

Tous les huit jours, injection intra-musculaire, fessière et rétro-trochantérienne de V gouttes d'huile grise ou 0,25 de mercure métallique à 25/50.

2 octobre 1895. — L'état du malade ne s'est pas amélioré : hyperexcitabilité sensitive, percussion des tendons produit des spasmes tétaniques.

15. — Après trois injections, l'état du malade s'est considérablement amélioré. Les réflexes sont atténués, la trépidation épileptoïde du pied aussi. La démarche est plus assurée, moins sautillante. Troubles de la sensibilité diminués.

21. — La dernière injection d'huile grise a provoqué la formation d'un abcès qui est incisé le 24 octobre.

24. — Une nouvelle injection de V gouttes et faite.

29. — La démarche est maintenant très assurée, même quand le

malade ferme les yeux. L'exagération des réflexes n'a pas complètement disparu.

Pendant le mois de novembre, on fait une injection tous les huit
jours jusqu'au 18, et le malade sort le 19 presque complètement guéri :
Peu ou pas de douleurs, plus de raideur dans les membres inférieurs,
la démarche est normale.

Observation II

(Personnelle)

(Hôpital Saint-Eloi de Montpellier, service de M. le professeur Grasset)

Jean T..., cocher, trente-cinq ans, entre le 5 décembre dans le
service de M. le professeur Grasset, salle Fouquet, nº 29.

Antécédents héréditaires. — Père mort asthmatique. Mère morte
d'épuisement.

Antécédents personnels. — Pas de maladie, sauf la syphilis.

Il y a trois ans, en 1892, chancre induré du prépuce, bientôt suivi
de roséole et plaques muqueuses buccales. Le malade prend alors des
pilules mercurielles (20 ou 25), recommence le même traitement à
chaque nouvelle apparition des accidents secondaires.

Le 17 août, sans cause appréciable, le malade présente des phénomènes de méningite spinale, douleurs en ceinture très vives et opistho-
tonos, qui s'atténuent au bout de neuf à dix jours. Mais pendant ce
temps les jambes étaient devenues raides, et le malade avait des troubles vésicaux : envies très fréquentes d'uriner, avec émission d'une
faible quantité d'urine : de temps en temps un besoin très impérieux
le forçait à se mouiller et à uriner là où il se trouvait.

La constipation était en même temps opiniâtre et Jean T... n'allait
à la selle qu'avec des lavements. En même temps il remarquait un affaiblissement génital très marqué qui ne lui permettait que de rares
érections.

A ce moment, on lui fait prendre un peu de IK, mais à faible dose,
et pas de mercure.

Pendant toute cette période la marche est peu troublée.

Le 30 septembre, peut-être sous l'influence de IK, les douleurs avaient complètement disparu, et le malade se plaignait seulement de troubles sphinctériens peu accentués.

Le 15 octobre au soir, après une marche à pied de 10 kilomètres par un temps humide, Jean T... est pris de frissons, et vers minuit il est réveillé par une douleur lombaire très vive.

La douleur disparaît à la suite d'une friction énergique non mercurielle, mais le lendemain matin le malade ressent une grande faiblesse dans les membres inférieurs, surtout à droite. Sa jambe droite ne peut pas le porter, dit-il. Cet état dure trois ou quatre semaines et s'améliore sous l'influence d'un traitement à la liqueur de Van Swieten (2 cuillerées par jour).

Le 22 novembre, il peut travailler, la marche n'est pas troublée, mais malgré cela les jambes n'ont pas recouvré leurs forces primitives et de légers troubles sphinctériens persistent.

Le 3 décembre, sans cause appréciable, le malade éprouve des douleurs en ceinture très vives au niveau des seins. Ces douleurs sont surtout nocturnes. Sensation de froid dans la région lombaire. La faiblesse des jambes augmente. Troubles sphinctériens.

Le 5 décembre, il entre à l'hôpital Saint-Eloi, au n° 29 de la salle Fouquet.

Se plaint de douleurs en ceinture, nocturnes, de faiblesse dans les jambes et de troubles du côté de la vessie et de l'intestin.

La sensibilité objective n'est pas altérée.

Pas de troubles oculaires. Du côté des membres inférieurs, le malade se plaint de fourmillements et d'engourdissement dans les jambes, qui lui paraissent lourdes et faibles ; il ne peut pas supporter une station debout prolongée, il a des tendances à tomber ; s'il veut précipiter ses pas, il lui arrive de s'affaisser.

La démarche est spasmodique, sautillante, le talon frappe fortement le sol. Les pas sont mal assurés, et le malade trébuche, quand il ferme les yeux.

Les réflexes rotuliens sont fortement exagérés, la trépidation épileptoïde du pied est facile à obtenir.

Aux membres supérieurs les réflexes sont normaux.

Du côté de l'appareil génito-urinaire, Jean T... accuse une impuissance génitale absolue.

L'incontinence d'urine est complète, il se mouille facilement, la constipation est opiniâtre, pas d'incontinence des matières fécales.

Comme traitement, on prescrit IK à la dose de 4 grammes par jour.

50 pointes de feu tous les huit jours et une injection intra-musculaire d'huile grise (V gouttes).

18 décembre. — Le malade a subi deux injections mercurielles sans grand résultat. Les troubles sphinctériens ne sont pas modifiés. Les réflexes sont toujours exagérés. Les troubles paraplégiques ont plutôt augmenté depuis l'entrée à l'hôpital. La médication n'a pas eu encore le temps d'agir, et le traitement spécifique est institué depuis trop peu de temps ; J. T... a retiré malgré cela un très grand bénéfice des njections mercurielles, puisque les douleurs en ceinture et lombaires ont considérablement diminué.

Observation III

(Communiquée par M. le professeur agrégé Bosc)

Myélite transverse survenue trois ans après le chancre. — Paraplégie complète.
Eschare au sacrum

Paul R..., vingt-trois ans, pêcheur, entre à l'hôpital Saint-Éloi Suburbain, le 30 juin 1892, salle Combal, service de M. le professeur Carrieu.

Antécédents héréditaires. — Arthritisme chez les ascendants.

Antécédents personnels. — Amygdalites répétées pendant la jeunesse. Alcoolisme. Excès de travail. Excès vénériens. A contracté la syphilis il y a trois ans.

Il y a trois mois, a ressenti des douleurs assez vives dans les mollets, ses jambes étaient faibles, ne pouvaient pas le porter ; il était obligé de marcher sur les mains et sur les genoux dans son bateau. Tous ces phénomènes n'ont duré que deux ou trois jours pendant lesquels ils ont été accompagnés de douleurs céphaliques très vives qui ont pu faire croire à des accès de fièvre chaude.

Il y a neuf mois, après une nuit tranquille, Paul R... éprouve, à son lever, des douleurs très vives et des fourmillements dans les membres inférieurs, ses jambes fléchissent quand il veut se tenir debout, et ses pieds ne peuvent pas se mettre à plat sur le parquet. Le malade arrive pourtant à s'habiller, mais s'affaisse au premier pas qu'il essaie de faire.

Après de nouveaux efforts, il arrive à marcher en s'aidant d'une canne, mais il ne peut appuyer complètement ses pieds par terre, il lui semble qu'il marche sur des boules rondes ; il traîne la jambe droite et au bout de trois jours la jambe gauche ne peut plus être soulevée.

La sensibilité est conservée pendant ce temps, mais les troubles moteurs vont toujours s'accentuant et Paul R... est obligé de se coucher, la paralysie devient absolue, les troubles de la sensibilité apparaissent et le malade souffre de douleurs en ceinture avec constriction thoracique très pénible ; en même temps, le membre inférieur gauche présente des zones d'anesthésie très marquée.

Cet état s'accompagne de troubles trophiques et non de troubles sphinctériens ; on constate une eschare au sacrum.

Au bout de quatre mois, la sensibilité revient dans le membre inférieur gauche ; le malade arrive à remuer les doigts de pied, mais la trépidation épileptoïde apparaît, très facile à produire.

État actuel. — Homme de taille moyenne, avec bonne nutrition générale ; ne présente rien d'anormal dans la moitié supérieure du corps.

Les membres inférieurs ne sont pas complètement paralysés, la flexion des jambes est possible, mais l'adduction et l'abduction sont impossibles, et le malade ne peut détacher les jambes du plan du lit ; dès qu'un de ses pieds touche le sol, il se produit une trépidation épileptoïde qui dure plus ou moins longtemps et qui cesse si le malade serre avec les mains les muscles de la cuisse.

Les réflexes rotuliens sont très exagérés. Les muscles sont mous, mais ne paraissent pas atrophiés.

Paul R... présente au sacrum une eschare en train de se fermer et profonde de 2 centimètres.

Les pieds sont œdématiés et présentent un œdème dur et blanc ; la peau est sèche et rugueuse.

Les troubles sphinctériens sont accentués du côté de la vessie et du côté de l'anus. Il y a incontinence d'urine et de matières fécales.

Du côté de la sensibilité, on n'observe pas de douleurs spontanées dans les jambes.

Douleurs en ceintures très vives avec constriction thoracique, surtout nocturnes ; douleur lombaire exagérée par la pression sur les apophyses épineuses.

La sensibilité au contact est conservée et la localisation de la sensation est exacte.

On prescrit une injection d'huile grise et cinquante pointes de feu tous les huit jours et 4 grammes de IK tous les jours.

L'état du malade ne se modifie pas.

Le 23 juillet, l'eschare est presque complètement cicatrisée, mais les troubles paraplégiques et sphinctériens persistent ; le malade n'est pas allé à la selle depuis huit jours.

Devant cet état, qui demeure stationnaire, le malade quitte l'hôpital le 29 juillet et nous le perdons de vue.

Nous avions affaire évidemment à une nécrose complète d'un segment de moelle lombaire qui n'a pas pu être modifié par le traitement iodo-mercuriel.

Observation IV

(Sottas)

Myélite transverse syphilitique. — Injections mercurielles. — Guérison

M. X..., vingt-cinq ans, étudiant.

Antécédents héréditaires. — Rien à signaler, sauf rhumatisme chez les parents.

Antécédents personnels. — Pas de maladie sérieuse, sujet vigoureux.

En décembre 1886, X..., alors âgé de dix-neuf ans, eut un chancre induré de la verge, bientôt suivi de manifestations syphilitiques secondaires. Traitement régulier à ce moment, cent pilules de Ricord, quelques grammes de IK et environ 1,000 gr. de sirop de Gibert.

1887. — Au milieu de juin, six mois après le chancre, affaiblissement très marqué de la puissance virile qui impressionne beaucoup le malade. — Douleurs lombaires vagues.

Le 29 juin, après un refroidissement brusque, exagération des douleurs, lourdeur et engourdissement des jambes. Marche possible, mais pénible. La miction est gênée, l'urine n'est émise qu'après de longs efforts.

13 juillet. — Faiblesse des jambes augmentée. Marche devenue très difficile.

14. — Au lever, le malade ne peut se tenir sur ses jambes qui fléchissent sous lui, et il tombe. Incontinence d'urine et des matières fécales.

Cet état ne dure que jusqu'au 22 juillet, avec la même acuité. Peu à peu les symptômes s'atténuent, et en 1888 la maladie entre dans une période stationnaire. X... peut participer à la vie commune : les jambes sont raides et la démarche assez difficile, mais le malade peut marcher en s'aidant d'une canne. Les sphincters restent toujours insuffisants, l'impuissance génitale est absolue, mais les douleurs ont considérablement diminué.

Le malade suit pendant ce temps le traitement suivant : pointes de feu à la région lombaire une fois par semaine, 2 grammes d'iodure par jour, deux séances de faradisation par semaine.

En 1889, à plusieurs reprises, le malade prend des doses considérables d'iodure, 6 grammes par jour.

En 1890, devant la persistance des symptômes spinaux, on soumet X... à un traitement intensif.

Tous les trois jours, on fait au malade une injection hypodermique d'un centimètre cube de la solution suivante :

> Peptonates d'hydrargyre. . . . . 0 gr. 50
> Eau . . . . 10 grammes.

L'iodure de potassium est consommé à des doses excessives qui atteignent 10 grammes par jour.

Après plusieurs interruptions, le malade est soumis au même traitement en 1891, et une amélioration considérable se fait dans son état.

Du côté des jambes, on trouve toujours de la raideur musculaire, mais la force est revenue dans les membres inférieurs, on peut se suspendre aux épaules du malade sans le faire fléchir sur ses jambes.

La marche est possible sans canne, les pas sont courts, les genoux frottent l'un contre l'autre, à chaque pas le malade exagère le soulèvement de son corps.

Les douleurs lombaires du début ont complètement disparu, mais la pression sur les apophyses épineuses de la région lombaire est toujours douloureuse.

Les troubles sphinctériens ont beaucoup diminué, les besoins d'uriner sont toujours impérieux et fréquents, mais l'incontinence est moins absolue qu'au début de la maladie. L'incontinence des matières fécales a disparu, il n'y a que les gaz intestinaux qui s'échappent contre le gré du malade.

Le sens génital est resté troublé dans son fonctionnement, les érections sont supprimées et les tentatives de coït infructueuses.

L'état général est resté excellent, il n'y a aucune altération viscérale, la lésion médullaire s'est arrêtée, et s'est heureusement modifiée sous l'influence d'un traitement intensif.

Observation V

(Sottas)

Chancre induré en 1889. — Myélite débute en 1892. — Guérison avec persistance d'un léger état spasmodique dans les membres inférieurs.

François P..., employé de commerce, trente-sept ans.

Antécédents héréditaires. — Père asthmatique, soixante-deux ans. Mère morte d'une affection utérine.

Antécédents personnels. — Rien de particulier. Paludisme à vingt et un ans à la suite d'un séjour en Algérie.

En 1887, à l'âge de trente-sept ans, chancre induré du filet. Traitement immédiat : deux cuillerées de Van Swieten par jour pendant quatre mois. Roséole et plaques muqueuses buccales. Depuis cette époque, deux fois par an, 4 grammes d'iodure par jour pendant un mois.

En septembre 1892, quatre ans et demi après le chancre, douleurs des reins et douleurs en ceinture qui s'accentuent et s'exagèrent surtout la nuit. Miction difficile. Membres inférieurs normaux.

Dans la nuit du 5 au 6 octobre, crampe dans la jambe droite suivie le lendemain matin de lourdeur dans le même membre : trois jours après, l'autre jambe est prise à son tour.

10. — Le malade éprouve une grande difficulté pour uriner.

15. — Le malade ne peut se lever, membres inférieurs paralysés. Rétention d'urine. Cathétérisme. Constipation absolue.

Cet état dure trois mois et s'accompagne de troubles de la sensibilité : fourmillement dans les jambes. Douleur lombaire très vive.

On soumet alors le malade au traitement suivant : 4, 6, 8, 10 et 12 grammes d'IK tous les jours.

Frictions mercurielles quotidiennes tous les jours. Sous l'influence de ce traitement, la paralysie cède et le malade peut marcher avec une canne.

Quelques mois après, le malade entre à l'hôpital Andral (5 juin 1893).

État actuel. — Le malade marche sans canne ; le sens musculaire est intact. Force musculaire conservée. Raideur dans les mouvements musculaires. Réflexes rotuliens exagérés.

Trépidation épileptoïde facile à obtenir.

Douleur sourde dans les genoux et un peu d'engourdissement dans es jambes.

Le malade se lève debout facilement sans le secours de ses bras. L'équilibre est bien conservé.

Il talonne un peu en marchant, fait de fréquents faux pas, mais ne tombe jamais. Les jambes manquent de souplesse.

La miction exige un certain effort et est toujours hésitante. Pas d'incontinence. Constipation.

Au point de vue génital, affaiblissement marqué arrivant jusqu'à l'impuissance.

Le malade est soumis au traitement intensif. Iodure de potassium à haute dose.

Frictions mercurielles.

Septembre 1893. — Amélioration considérable. Jambes souples. Le malade marche sans canne, mais la raideur des jambes persiste ; il peut monter sur une chaise d'une seule jambe, mais en descend un peu brusquement. Les réflexes sont encore manifestement exagérés, pas de clonus du pied.

Troubles de la sensibilité diminués. Douleur lombaire disparue, mais persistance de l'engourdissement dans les jambes.

Miction normale. Pas de constipation. Érections fréquentes.

La guérison est presque complète.

Observation VI

(Sottas)

Chancre syphilitique en 1879, suivi au bout de quelques mois de symptômes de myélite lombaire. — Paraplégie spasmodique. — Amélioration.

M..., tailleur, âgé de quarante-neuf ans, entre à Bicêtre, le 1er mars 1891.

Antécédents héréditaires. — Insignifiants.

Antécédents personnels. — Jamais de maladie grave.

En 1879, à l'âge de trente-sept ans, chancre induré de la verge, suivi d'une éruption de syphilides papulo-muqueuses sur tout le corps et de plaques muqueuses dans la bouche. Traitement insignifiant.

Au mois de septembre 1880, troubles du côté de la vessie, besoin impérieux d'uriner, incontinence; fourmillement et lourdeurs dans les membres inférieurs. La marche est cependant possible et le malade peut continuer ses travaux.

Au mois de décembre, attaque brusque de paraplégie survenue la nuit, sans douleur; le malade entre alors à l'hôpital Beaujon, et, sous l'influence d'un traitement spécifique énergique, une amélioration rapide survient, la marche qui était devenue impossible devient possible.

L'amélioration persiste pendant quelques années sous l'influence du traitement spécifique que le malade subit à plusieurs reprises à l'hôpital Laennec.

Mais, en 1891, après sa sortie de l'hôpital, à la suite de conditions hygiéniques défectueuses, les accidents récidivent et le malade entre à Bicêtre.

État actuel. — Marche difficile, le malade s'appuie sur deux cannes et traîne les pieds.

Raideur très prononcée dans les jambes, force musculaire conservée.

Réflexes rotuliens exagérés des deux côtés.

Sensibilité intacte.

Envie impérieuse d'uriner et mictions involontaires si le malade ne peut satisfaire immédiatement ce besoin.

La paraplégie persiste à l'état chronique.

Observation VII

(*In* Thèse Lamy)

Myélite débute un an après le chancre. — Amélioration de la paraplégie, mais persistance de raideur spasmodique.

C..., trente-quatre ans, graveur en acier, se présente à la consultation de la Salpêtrière le 20 septembre 1892.

Antécédents héréditaires. — Mère et deux frères morts de la poitrine.

Antécédents personnels. — Fièvres intermittentes en Tunisie. Plusieurs blennorrhagies. Chancres mous.

En avril 1891, contracte à Londres un chancre induré de la verge. Roséole, plaques muqueuses buccales. Se soigne pendant trois mois seulement.

En avril 1892, douleurs sourdes dans les membres inférieurs, miction difficile et très lente.

Un jour, en faisant une promenade, il sent une faiblesse croissante dans les jambes ; il est obligé de rentrer chez lui et garde le lit une semaine ; au lit, les mouvements des membres inférieurs sont libres.

Depuis ce moment, jambes faibles. Raideur des membres inférieurs surtout marquée à droite. Incontinence d'urine. Impuissance sexuelle absolue.

Rentre en France à cette époque et se soumet pendant trois mois et et demi avec intervalles de repos à l'IK et aux frictions mercurielles sans grands résultats.

État actuel. — Malade vigoureux. Marche possible, sans canne, gênée par raideur musculaire, surtout à droite. Pas d'incoordination.

Sensibilité peu intéressée. Pas de rachialgie. Engourdissement et fourmillement marqués, surtout dans la jambe gauche.

Tous les mouvements sont possibles aux membres inférieurs, mais gênés par la raideur musculaire. Force conservée dans les muscles.

Pas d'atrophie. Réaction électrique des muscles normale.

Réflexes exagérés aux membres inférieurs. Trépidation épileptoïde.

Pas de troubles aux membres supérieurs. Incontinence légère d'urine.

L'amélioration persiste, mais les troubles paraplégiques ne disparaissent pas.

Observation VIII

(In Thèse KASIMIR)

Myélite transverse syphilitique. — Mort par eschare au sacrum. — Autopsie

Pierre H..., âgé de quarante-trois ans, serrurier, entre à l'hôpital Tenon le 26 avril 1891.

Il y a dix ans, syphilis, chancre guéri, plaques muqueuses, accidents secondaires légers guéris par le traitement iodo-mercuriel. Depuis, quelques accidents de courte durée.

Le 17 est survenu une fatigue insolite dans tous les membres.

Le 22, la faiblesse s'accentue tout à coup, à tel point que les jambes fléchissent et que le malade se laisse tomber. Raideur musculaire des membres inférieurs. Incontinence d'urine. Constipation opiniâtre.

Douleurs rachidiennes à point de départ lombaire et s'irradiant en ceinture du côté du thorax. Fourmillement et engourdissement des jambes.

Etat actuel. — Le malade présente les symptômes que nous venons d'énoncer. La paraplégie est plus accentuée. Incontinence, miction par regorgement. Douleur lombaire.

On prescrit 4 grammes de IK, frictions mercurielles.

27. — Cathétérisme est fait deux fois .

26. — Vomissements bilieux, eschare au sacrum.

30. — Constipation, le malade n'est pas allé à la selle depuis son entrée à l'hôpital. On prescrit un purgatif.

8 mai.— L'état du malade n'est pas modifié. Eschare s'agrandit. Amaigrissement sensible. Alternative d'incontinence et de rétention d'urine.

11. — Mort lente par épuisement.

Le traitement du premier jour était renouvelé tous les jours.

Autopsie. — Légères adhérences des méninges.

Moelle présente un ramollissement très marqué de 1 cent. d'étendue à la région lombaire. Substance nerveuse injectée rougeâtre et présente quelques points de coloration jaunâtre.

Au-dessus et au-dessous du foyer ramolli, la moelle est plus ferme et paraît sclérosée.

Au microscope on voit la trame conjonctive épaissie, tractus fibreux facile à distinguer. Un grand nombre de tubes nerveux sont altérés, beaucoup sont atrophiés. Cornes antérieures sclérosées.

Les grosses cellules motrices sont atrophiées. Les vaisseaux paraissent étranglés à certains points dans les méninges et dans la moelle, leurs parois sont épaissies et leur calibre est fortement diminué. On ne constate pas de dégénérescence secondaire.

Observation IX

(*In* Thèse KASIMIR)

Myélite syphilitique transverse. — Mort par eschare au sacrum. — Autopsie.
Ramollissement de la moelle à la région lombaire.

Virginie C..., âgée de cinquante-six ans, entre le 19 janvier 1881
à l'hôpital Tenon.

Antécédents héréditaires. — Rien à signaler.

Antécédents personnels. — La malade est sourde et muette depuis
l'âge de sept ans, à la suite de convulsions. Marié à un sourd-muet de
naissance, elle a eu un enfant qui n'a pas hérité de l'infirmité de
ses parents.

Il y a sept ans, elle a contracté la syphilis pour laquelle elle a été
soignée à l'hôpital Saint-Louis pendant deux ans dans le service de
M. Hillairet.

Actuellement, syphilides cutanées aux deux bras. Il y a quinze jours
elle serait tombée sans connaissance, mais cette attaque s'est dissipée
très vite sans laisser de traces. Cinq jours avant son entrée, elle a été
atteinte brusquement de paraplégie pendant la nuit, et le matin elle
n'a pas pu se tenir sur ses jambes.

20 janvier. — Membres inférieurs absolument paralysés, rien dans
les membres supérieurs. Pas de douleur lombaire. Rétention des uri-
nes qui sortent par dégorgement. Cathétérisme. Incontinence des
matières fécales. Une large eschare commence à se former au
sacrum.

On prescrit IK à haute dose. Pointes de feu à la région lombaire.

24. — La malade peut soulever légèrement la jambe droite, mais
la jambe gauche est inerte. L'eschare s'agrandit. État général mau-
vais. Inappétence. Œdème des membres paralysés.

4 février. — Paralysie persiste. Incontinence d'urine. Amaigrissement rapide.

5 mars. — La lymphangite fait des progrès.

Même état.

18. — Nouvelle eschare au talon.

25. — Mort par collapsus.

Autopsie. — Extérieurement les méninges sont saines, mais adhérence lombaire. Moelle dorsale molle. Moelle lombaire ferme ; les cornes antérieures de cette région sont altérées et présentent une pigmentation exagérée. — Prédominance de tissu scléreux et altérations vasculaires (rétrécissement de calibre des vaisseaux).

Observation X

(Sottas.— *Résumée*)

Chancre. — Accidents secondaires. — Traitement. — Quatorze mois après paraplégie complète, flasque. — Mort. — Autopsie.

Louis V..., employé de commerce.

Antécédents héréditaires. — Insignifiants.

Antécédents personnels. — Rien à signaler, sauf la syphilis. A vingt-cinq ans, en 1890, chancre de la lèvre inférieure. Dès le début, traitement actif, deux pilules de protoïodure pendant cinq mois.

En janvier 1891, éprouva de l'engourdissement et de la faiblesse dans les jambes. De la difficulté pour uriner, puis tout d'un coup fut pris de paraplégie dans la journée, pendant qu'il était occupé à décharger une caisse de livres. En même temps que la marche devint impossible, il y eut de l'incontinence d'urine. Pas de douleurs lombaires.

On lui prescrit alors 4 grammes de IK tous les jours et il entre en décembre à l'hôpital Cochin où, sous l'influence des frictions mercurielles, la marche devint possible avec deux cannes, et le malade put sortir une première fois de l'hôpital avec une amélioration notable.

Il continue les frictions, mais malgré cela, le 25 mars 1892, nouvelle attaque de paraplégie complète avec incontinence d'urine et de matière fécale

Malgré le traitement, les symptômes s'accentuent et le malade présente des eschares étendues.

La mort se produit le 3 mars 1893.

Autopsie. — Pas d'altérations du côté du cerveau. Du côté de la moelle lombaire légères altérations macroscopiques. Méninges adhérentes au tissu nerveux. L'aspect extérieur de la moelle est peu modifié. Coloration rose ambrée.

A la coupe, on constate une teinte rosée sur le cordon de Gall et

4

les cordons latéraux. Les cordons blancs présentent un pointillé rouge mêlé de taches rouges et de taches jaunâtres.

Au microscope, on aperçoit sur une coupe de moelle lombaire une grande quantité de corps granuleux, cylindres-axes granuleux et hypertrophiés. Cellules nerveuses arrondies, atrophiées et creusées de vacuoles. Tissu névroglique hypertrophié aussi. Petits vaisseaux gorgés de globules rouges ou de cellules lymphatiques. Peu de tubes dégénérés dans les racines médullaires.

Les vaisseaux sont profondément atteints dans la région dorsale, les artères sont atteintes de périartérite et d'endartérite. La lumière est rétrécie par places.

Du côté des artères postérieures et postérieures latérales, ces lésions sont plus avancées. Beaucoup de veines sont réduites à un cordon plein homogène.

Les méninges présentent une infiltration très marquée, et surtout périvasculaire.

Les altérations vasculaires et méningées dominent dans cette observation.

Le tissu médullaire présente des lésions qui se rapportent à deux processus : l'un, ancien, a abouti à la formation d'une cicatrice par prolifération du tissu névroglique ; l'autre, récent, est caractérisé par le ramollissement et la nécrobiose des éléments nerveux.

Observation X

(Sottas. — *Résumée*)

Un homme de soixante-huit ans a contracté un chancre à cinquante et un ans. A ce moment il a suivi le traitement spécifique à cause de ses accidents secondaires. Onze mois après, symptômes prodromiques d'une myélite syphilitique. En 1880, légère attaque de paraplégie, suivie d'aggravation rapide des accidents. Un an plus tard, son état s'améliore, puis reste stationnaire pendant quelques années. Paraplégie spasmodique, douleurs légères, sensibilité objective normale. Trouble des sphincters. Le malade n'est pas obligé de garder constamment le lit. La marche est difficile, mais possible. En mai 1890, pleurésie, affaiblissement général. Mort le 5 août.

A l'autopsie, le cerveau est sain. Méninges paraissent saines à première vue. Moelle indurée dans la région dorso-lombaire.

Au microscope, on constate de la sclérose diffuse de la moelle lombaire. Altérations de la substance grise. Dégénérescence secondaire ascendante des cordons de Gall. Pie-mère très épaissie. Altérations vasculaires très prononcées dans la pie-mère et dans la moelle.

Il y a d'abord lésions vasculaires syphilitiques primitives, puis névrose ischémique de la moelle ; sclérose locale consécutive.

CONCLUSIONS

I. — La myélite syphilitique est une maladie bien définie ; elle apparaît à une époque assez rapprochée de l'infection primitive. Elle est plus fréquente chez l'homme que chez la femme et a pour causes occasionnelles le surmenage, la fatigue et les traumatismes.

II. — Son évolution clinique présente deux périodes qui correspondent à des altérations anatomiques différentes.

Pendant la phase prémonitoire, elle est caractérisée par phénomènes diffus qui consistent surtout en troubles de la sensibilité : rachialgie, fourmillements et engourdissements dans les membres inférieurs.

A la période d'état, le malade présente des symptômes de paraplégie spasmodiques (démarche sautillante, raideurs musculaires, troubles sphinctériens et génitaux) qui s'établissent brusquement par ictus ou qui surviennent lentement sans passer par une phase aiguë de paralysie flasque.

III. — Au point de vue anatomique, on constate deux groupes de lésions : des altérations vasculaires et méningées et des lésions des éléments nobles de la moelle.

Les lésions du tissu nerveux sont secondaires aux altérations méningées et vasculaires ; celles-ci sont les plus importantes, c'est par elles que commence le processus morbide ; elles sont constituées par :

1° Une inflammation des parois vasculaires qui rétrécit le calibre des vaisseaux et produit ainsi l'ischémie de la moelle ;

2° Une infiltration générale diffuse du système lymphatique et du stroma conjonctif des méninges.

Les lésions du parenchyme nerveux sont constituées par la nécrose des éléments anémiés qui apparaît de deux façons :

Brusquement, sous la forme d'un ramollissement transverse qui intéresse une partie plus ou moins grande de la section médullaire ;

Lentement, et alors, en même temps que se fait la nécrose, il se produit un processus de réaction substitutive qui remplace le tissu nerveux par du tissu conjonctif.

IV. — La myélite transverse syphilitique est une maladie sérieuse qui produit quelquefois la mort ; mais, en général, sauf dans les formes aiguës à début brusque qui sont quelquefois mortelles, on constate une amélioration considérable et même la guérison complète sous l'influence d'un traitement bien conduit.

V. — L'iodure de potassium à hautes doses, et surtout les les injections d'huile grise, doivent être la base de ce traitement qui agit seulement sur les productions inflammatoires primitives, et reste sans influence sur les lésions nécrobiotiques constituées.

L'amélioration ne dépasse jamais une certaine limite qui est fixée par l'importance de la cicatrice scléreuse incurable de la moelle.

BIBLIOGRAPHIE

BOULLOCHE. — Annales de dermatologie, 1891.

BRETEAU. — Thèse de Paris, 1889.

CAIZERGUES (R.). — Des myélites syphilitiques (Th. de Montpellier, 1878).

DARIER. —Syphilis médullaires (Manuel de médecine Debove-Achard).
— Bulletin de la Société anatomique, 1893.

DÉJERINE. — Revue de médecine, 1884.

DÉJERINE et SOTTAS. — Société de biologie, 1893.

ERB. — Central. Neurol., 1892.

FOURNIER. — Gazette médicale de Paris, 1893.
— Traitement de la syphilis.

GILBERT et LION. — Archives gén. de méd., 1889.
— Société médicale des hôpitaux, 1890.

HANOT. — Revue des sciences méd., 1877, t. IX.

JULLIARD. — Thèse de Lyon, 1879.

JURGENS. — France médicale, 1887.

KASIMIR. — Thèse de Paris, 1893.

LADREIT DE LACHARIÈRE. — Thèse de Paris, 1861.

LAMY. — Thèse de Paris, 1893. — Nouvelle iconographie de la Salpêtrière.

LANCEREAUX. — Semaine médicale, 1891.

LE PETIT. — Thèse de Paris, 1878.

LEVOT. — Thèse de Paris, 1881.

LEYDEN. — Maladies de la moelle (Trad. fr.).

LUCAS-CHAMPIONNIÈRE. — Journal Lucas-Ch., 1851.

MARIE (P.). — Leçons sur les maladies de la moelle.
— Semaine médicale, 1893.

MAUNYN. — Archives génér. de méd., t. II, 1889.

MAURIAC. — Traité de la syphilis tertiaire.
— Société de dermat. et de syph., 1890 (Semaine médicale, 1890).

MOLLIÈRE. — Annales de dermatologie, t. II.

MORNET. — Thèse de Lyon, 1891.

MOREL-LAVALLÉE et BELIÈRES. — Académie de médecine, 1889.

RAYMOND. — Bulletin médical, 1892.

—   Bulletin médical des hôpitaux, 1893.

—   Bulletin de la Soc. méd. des hôp., 1893.

SACAZE et MAGNOL. — Annales de dermat. et de syph., 1893.

SOTTAS. — Semaine médicale, 1893.

—   Des paralysies spinales syphilitiques.

VIRCHOW. — La syphilis constitutionnelle (Trad.).

ZAMBACO et BUZZARD. — The Lancet, 1878.

Vu et permis d'imprimer :

Montpellier, le 23 décembre 1895.

Pour le Recteur,
L'Inspecteur d'Académie délégué,

J. YON.

Vu et approuvé :

Montpellier, le 23 décembre 1895

Le Doyen,

MAIRET.

SERMENT

En présence des Maîtres de cette École, de mes chers condisciples et devant l'effigie d'Hippocrate, je promets et je jure, au nom de l'Être suprême, d'être fidèle aux lois de l'honneur et de la probité dans l'exercice de la médecine. Je donnerai mes soins gratuits à l'indigent, et n'exigerai jamais un salaire au-dessus de mon travail. Admis dans l'intérieur des maisons, mes yeux ne verront pas ce qui s'y passe, ma langue taira les secrets qui me seront confiés, et mon état ne servira pas à corrompre les mœurs ni à favoriser le crime. Respectueux et reconnaissant envers mes Maîtres, je rendrai à leurs enfants l'instruction que j'ai reçue de leurs pères.

Que les hommes m'accordent leur estime, si je suis fidèle à mes promesses! Que je sois couvert d'opprobre et méprisé de mes confrères, si j'y manque!

www.ingramcontent.com/pod-product-compliance
Lightning Source LLC
Chambersburg PA
CBHW050532210326
41520CB00012B/2539